AF590163

# NOTICE

SUR

# LES ÉPIDÉMIES

QUI ONT SÉVI

A MELUN,

PAR G. LEROY.

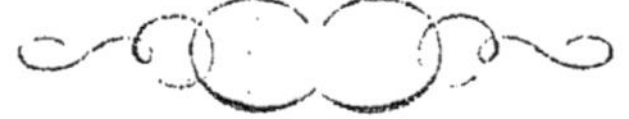

MELUN,

TYPOGRAPHIE H. MICHELIN, IMPRIMEUR DE LA PRÉFECTURE.

—

1866.

# NOTICE

SUR

# LES ÉPIDÉMIES

QUI ONT SÉVI

A MELUN,

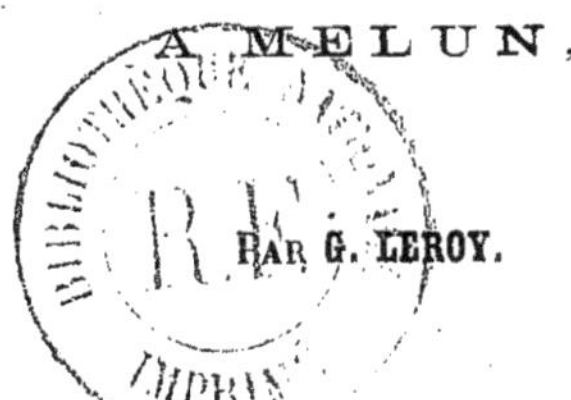

PAR G. LEROY.

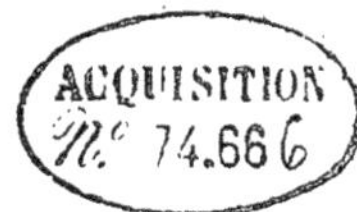


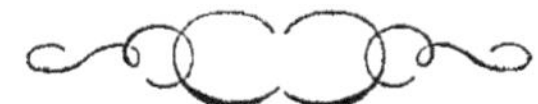

MELUN,

TYPOGRAPHIE H. MICHELIN, IMPRIMEUR DE LA PRÉFECTURE.

—

1866.

# LES ÉPIDÉMIES MELUNAISES.

---

S'il est une triste histoire à raconter, c'est assurément celle de l'état sanitaire au moyen-âge, de ce temps pendant lequel les populations étaient la proie d'épidémies presque annuelles, contre lesquelles la science demeurait impuissante. Chaque siècle de cette période a ses années néfastes, sortes de jalons funèbres qui montrent la mort moissonnant largement. En vain la charité multipliait-elle son dévouement, en vain les autorités redoublaient-elles de zèle, aucun secours humain ne pouvait arrêter ou diminuer un fléau dont les ravages, qui duraient des mois entiers, dépeuplaient les villes et les campagnes. Il n'y a que la transformation des centres de population et une plus stricte observance des principes hygiéniques qui, de nos jours, en ont fait cesser l'apparition ou la rendent moins fréquente.

Aussi loin qu'on peut interroger les chroniques melunaises, paraissent les épidémies qui bien souvent vinrent fondre sur nos ancêtres. Et ce nécrologe, est loin d'être complet; car, à côté de quelques faits isolés consignés par les historiens contemporains, il en est d'autres sur lesquels le silence s'est fait, et dont les affreux détails resteront à jamais ignorés.

Notre compatriote Rouillard (1) rapporte qu'en l'an 471, une terrible maladie désola la population de Melun, qui, de nouveau, fut cruellement éprouvée « par une grande famine et pestilence » en l'année 882. La tierce partie du genre humain, dit-il, fut consommée par le mal.

Dans les temps qui suivirent l'an 1000, tous les fléaux semblèrent se réunir pour accabler la France. Des famines, suivies de pestes, firent des ravages dans nos localités. L'auteur des *Miracles de saint Aile*, dom Bouquet, a consigné, dans la vie de ce saint, le témoignage de ces faits. La dernière année du règne de Henri Ier, en 1060, une cruelle épidémie s'abattit sur Melun et sur les pays circonvoisins. Ceux qui en étaient atteints ne vivaient pas au delà d'un jour. Chacun fuyait pour éviter le danger et, chose pénible à dire, les pestiférés demeuraient sans secours. Impuissant à lutter contre le mal, ou trop démoralisé pour tenter de le combattre, le peuple se précipitait au pied des autels, implorant l'intercession céleste, et réclamant particulièrement la protection de saint Aile, patron de Rebais. Cette confiance ne fut pas vaine, dit notre annaliste, car le fléau qui avait sévi depuis Pâques jusqu'à la Saint-Jean-Baptiste cessa tout à coup (2).

La peste la plus horrible dont on ait conservé la mémoire est celle qui éclata en l'an 1348, et que le peuple désigna sous le nom de *peste noire*. Suivant les historiens contemporains, elle enleva le quart des habitants de la France. Le continuateur des Chroniques de Guillaume de Nangis relate les épouvantables circonstances qui l'accompagnèrent. On ne voyait que convois funèbres, on entendait continuellement

---

(1) Sébastien Rouillard, Histoire de la ville de Melun; un vol. in-4°, Paris, 1628, page 141.

(2) Ex miraculis sancti Agili, abbatis Resbacensis, ap. D. Bouquet, t. XI, p. 479.

les cloches de toutes les paroisses; c'était un glas général. La décomposition des cadavres privés de sépulture augmentait la cause du mal (1). Il est probable que Melun, comme les autres villes du royaume, vit également ces horreurs; mais aucun document ne permet d'établir jusqu'à quel point elles s'y manifestèrent.

Pendant le siége de Melun par les Anglais et les Bourguignons, en 1420, la peste se mit de tous côtés en l'armée du roi d'Angleterre, qui avait établi son camp dans la plaine de la Varenne, et, dit Rouillard, « ses gens mouroient à tas (2). » Il n'est guère possible d'admettre, malgré le silence de notre historien, que les malheureux assiégés, exposés aux souffrances d'une excessive disette, furent préservés de la contagion.

En ces jours de calamité, la population se pressait dans les églises pour demander à Dieu la fin des maux qui l'accablaient. Sa ferveur redoublait avec l'intensité du mal. C'est surtout dans la chapelle dédiée à saint Sébastien, en l'église de l'abbaye de Saint-Père, que l'affluence était plus grande et la dévotion plus manifeste. L'historien melunais rapporte encore qu'en 1431, le 20 janvier, Louis de Melun, archevêque de Sens, étant venu officier dans l'église de Saint-Père, à l'occasion de la fête de Saint-Sébastien qu'on invoquait particulièrement pour la guérison de la peste, les assistants y furent si nombreux et de la Brie et du Gâtinais, que, presque étouffés par la presse, ils brûlaient néanmoins d'ardeur d'y demeurer et d'y faire leurs prières (3). L'appréhension du retour des épidémies, dont le souvenir était présent à la mémoire de tous, excitait ces pieuses démonstrations.

Si le fléau cessait momentanément, la cause du mal était permanente, et nos aïeux semblaient trop

(1) Continuatio Chronici Guillelmi de Nangis, anno 1348.
(2) Histoire de Melun, page 533.
(3) Idem, page 271.

l'ignorer. Quels ravages, en effet, ne devaient pas faire les maladies pestilentielles engendrées par l'agglomération de la population, dans des quartiers privés d'air et de soleil, et par la malpropreté des rues remplies d'immondices dont aucune prescription de police n'ordonnait l'enlèvement? Il n'y avait alors que le Marché-au-Blé qui fut débarrassé, chaque semaine, de la paille qu'on y répandait, et qui, le plus souvent, avant d'être enlevée, se trouvait convertie en fumier d'où s'exhalait une odeur insupportable (1).

En l'an 1532, la peste éclata dans la ville de Melun. On peut juger des ravages qu'elle y fit en sachant que du 8 au 21 juillet, c'est-à-dire dans l'espace de treize jours seulement, soixante-douze personnes moururent à l'hôpital Saint-Jacques. Le fléau dura jusqu'à l'automne. Un religieux bénédictin, nommé frère Jehan Boucquin, natif de Troyes, mourut victime de son dévouement à secourir les malades; il fut enterré le 22 septembre. Les revenus de l'Hôtel-Dieu furent entièrement absorbés par les charges résultant de l'épidémie; il fallut une sévère économie dans l'administration, pendant les années suivantes, pour rétablir un équilibre fortement compromis. Les comptes de 1532, constatent que les vêtements des pauvres trépassés à l'hôpital, dont le prix constituait ordinairement un article de recette, furent délaissés à ceux qui les avaient soignés, attendu que leurs possesseurs étant morts de la peste, personne ne voulut les acquérir (2).

Le XVI^e siècle vit souvent le retour de semblables calamités, auxquelles s'ajoutèrent les guerres civiles et religieuses dont l'histoire consacre la mémoire. Notre pays fut tour à tour ravagé par de cruelles

(1) Marché passé devant Violet, notaire à Melun (étude Pujol), le 28 juillet 1572, pour curer et nettoyer les immondices du Marché-au-Blé.

(2) Archives de l'Hôtel-Dieu de Melun, fonds de Saint-Jacques, série E, comptes de 1532.

épidémies et par des troubles désastreux. Lorsque l'état sanitaire s'améliorait, les dissensions recommençaient plus vives. On aurait pu se croire reporté au XIe siècle, au temps où l'institution de la trêve de Dieu, dont la société est redevable à l'Eglise, rendit de si grands bienfaits.

Une maladie pestilentielle et contagieuse se déclara à Melun et dans plusieurs villes voisines en 1562. La mortalité y produisit une diminution notable dans le chiffre de la population (1). De cette époque date la création de la maison dite *la Santé*, qui existe encore aujourd'hui sur les hauteurs des Fourneaux, et qui fut spécialement affectée à la réception des pestiférés. Cet hôpital improvisé rendit, par la suite, de notables services (2).

Au mois d'août 1578, une autre maladie, nommée le *courant*, commença à sévir dans Paris et dans les villes environnantes, au nombre desquelles fut Melun. On remarqua que l'épidémie, qui était contagieuse, exerça de plus grands ravages dans les cités que dans les villages. Elle consistait dans une dysenterie, suivie de flux de sang et de douleurs atroces. Les médecins, chirurgiens et apothicaires ne savaient y apporter remède et guérison. « D'ailleurs, ceux qui furent médecinés, dit Claude Haton, auquel j'emprunte ces détails, moururent et se trouvèrent en plus grande peine que les pauvres qui n'é-

---

(1) Mémoires de Claude Haton, publiés par M. Félix Bourquelot, tome I, page 332.

(2) C'est le papier des cens, rentes et revenus de l'abbaye de Saint-Père de Melun, etc.

« Le procureur et receveur de la ville de Melun, au lieu des hoirs feu André Dartois, pour demy-arpent de vigne séant aux Fourneaux, où de présent il y a maison et logis basti de neuf, nommée *la maison des Pestiférez*, doit. . . . VIII, d. p. »

(Registre antérieur à 1574, série H, n° 247, Archives de Seine-et-Marne.)

La maison de la Santé fut vendue par la ville de Melun, en 1773, en vertu d'une délibération prise par les habitants le 2 mai de la même année.

taient pas secourus. » La convalescence de ceux qui échappèrent à la mort dura plus de six mois (1).

Deux ans après, la capitale fut de nouveau visitée par une maladie à laquelle on donna le nom de *coqueluche*, et qui avait tous les symptômes de la précédente épidémie. Les Parisiens s'enfuirent dans les campagnes voisines jusqu'à vingt lieues à la ronde ; les routes étaient encombrées de familles qui gagnaient les champs. Leur précipitation à s'éloigner du mal avait rendu les voyageurs imprévoyants. Manquant de vivres et d'argent, ils se trouvèrent réduits bientôt à une fâcheuse extrémité. Exténués de fatigue, mourant de faim, ils se réfugièrent dans les villes, en réclamant les soins qui leur étaient nécessaires. Il s'en présenta beaucoup à Melun où ils furent secourus. Mais les ressources s'étant épuisées, et la charité publique ne pouvant y suppléer, les nouveaux venus et les habitants furent en proie à la famine et à la peste. Les mêmes faits se produisirent à Corbeil, à Lagny, Provins, La Ferté-Gaucher, etc. (2).

L'effroi devint général au sein de la population melunaise. Le fléau étendit ses ravages dans tous les quartiers et frappa indistinctement les riches et les pauvres, l'enfance, l'âge mûr et la vieillesse. Les magistrats de la ville organisèrent les secours. Un habitant, nommé Mathieu Jarrot, exerçant la profession de barbier et pratiquant quelque peu la médecine et la chirurgie, se rendit au milieu des pestiférés, réunis dans la maison de la Santé, et leur prodigua des soins empressés. Il fut secondé dans son dévouement par Etienne Guyot, Laurent Dubois, Robert Valleur, barbiers et chirurgiens, et Jehan Chubert, apothicaire, qui, pour avoir nourri les malades dans le cours du mois de mai, reçut dix-huit écus d'or au soleil. Il y avait alors, dans la geôle de la ville, un barbier-chirurgien du nom de Girard

(1) Mémoires de Claude Haton, tome II, page 967.
(2) Idem, tome II, pages 1014 et suivantes.

Charme, expert en son art, qu'on y retenait je ne sais pour quel motif. Mis en liberté par ordre de l'autorité, et après qu'on eut payé deux écus d'or à François Legendre, garde et geôlier de la prison, Girard se consacra également au service des pestiférés et eut occasion de montrer son savoir (1).

On n'admettait dans les Hôtels-Dieu St-Jacques et St-Nicolas, situés au milieu de quartiers populeux, que les malades exempts de la contagion. Il s'y présentait, chaque matin, beaucoup de gens nécessiteux qu'on soumettait à une visite sévère. La maison de la Santé recevait ceux qui avaient des symptômes de peste; les autres étaient hébergés dans une vaste salle de Saint-Jacques, prenant son entrée dans la rue du Champ-Dieu ou Chandé, et qu'on appelait le dortoir des pauvres. Malgré la surveillance qu'on exerçait, il arriva que des pestiférés s'introduisirent dans ces établissements. C'est ainsi qu'un mendiant y étant mort, on dut, par mesure sanitaire, répandre une grande quantité de vinaigre à l'endroit où il avait rendu le dernier soupir (2). Le gardien des malades, nommé Guillaume Delaunoy, sa femme et la mère de cette dernière, atteints de la contagion, furent eux-mêmes transférés à la Santé où ils moururent. L'approche des pestiférés était tellement redoutée, qu'il fallut payer deux écus d'or au soleil, somme énorme pour l'époque, aux porteurs qui les y conduisirent (3). « Dans les campagnes, dit Claude Haton, les malades « mouroient sur les chemins, sans auculnement être « secourus en leurs nécessitez, et à grand peine « trouvoit-on qui les voulut enterrer, encore que « certains fussent bien habillés et fournis d'argent sur « eux (4). »

« L'été et l'automne de cette triste année furent

---

(1) Archives de l'Hôtel-Dieu de Melun, fonds de Saint-Jacques, série E, 18.

(2) Idem.

(3) Idem.

(4) Claude Haton, tome II, pages 1014 et suivantes.

« grandement funestes et malencontreux à Melun, « rapporte Rouillard, à cause de l'effroyable peste qui « soudain y survint, par le moyen du voisinage et « commerce de Paris, lequel ressentit d'horribles « atteintes de ce fléau de Dieu. Et sembla aucune-« ment renouveler la figure de l'estrange mortalité « d'Athènes, si piteusement décrite par le poëte Lu-« crèce. Chacun criait que l'horrible comète, qui « avoit paru quelques ans auparavant, avec sa queue « ardente, était un présage de ces maux (1). »

En mai 1582, mourut à Provins un conseiller nommé Barenjon, dont le corps portait les traces d'une maladie contagieuse. En effet, le même mal atteignit plusieurs personnes qui en moururent, et les ravages s'étendirent dans la ville et dans les environs. Comme on s'étonnait où Barenjon avait pu être atteint de la contagion, vu qu'il n'allait ni ne venait hors de sa maison et de la ville, quelques-uns en attribuèrent la cause à certain voyage qu'il avait fait à Melun, pour assister à l'enterrement de la veuve Etienne Bordier (2). Cela était exact : en cette année, Melun fut ravagé par une épidémie qui dura depuis le printemps jusqu'aux approches de l'hiver. C'est du moins, à défaut de renseignements plus précis, ce qu'on peut inférer de la relation de Claude Haton et de l'épitaphe suivante qu'on lisait jadis dans le cimetière Saint-Etienne.

« Cy-devant gist dévot enfant Georges Piloust, fils de feu honorable homme Jehan Piloust et de Jehanne Gaudinon, ses père et mère, qui décéda de la contagion, âgé de XVII ans, le XXVIe novembre MDIIII^xxII, un mois après le décedz de vénérable et discrette personne messire Georges Gaudinon, vivant docteur en la saincte faculté de théologie de Paris, chanoine en l'esglise Notre-Dame de Melun et curé de Sainct-Ambroise, qui décéda aussi de la contagion le XXVe oc-

(1) Histoire de Melun, page 628.
(2) Claude Haton, tome II, page 1084.

tobre au dict an, et gist en la dicte esglise N.-D., à costé de la chapelle Sainct-Léonard.

« Dieu leur fasse mercy et à tous les trépassez (1). »

Après une interruption de plus de cinquante années, Melun fut encore décimé par la *peste*, expression généralement adoptée par les documents et les chroniques du temps. Cependant, il ne faut pas en conclure que les maladies qui ont régné épidémiquement au moyen-âge appartenaient toutes à la véritable peste d'Orient. A cette époque, on appelait peste et maladie pestilentielle toutes les fièvres malignes qui frappaient à la fois des provinces entières et faisaient un grand nombre de victimes. L'année 1624 vit le retour de ce fléau. Les renseignements font défaut sur les ravages qu'il exerça, et je n'en connais qu'un seul épisode. — Un religieux du couvent des Récollets, nommé le père Bonaventure Jollivet, ancien gardien du monastère et de plusieurs autres de la province, voyant la nécessité dans laquelle se trouvait la population, fit preuve d'un grand dévouement. Secondé par ses collègues des couvents de la ville, il s'efforça de combattre le mal, veilla au chevet des pestiférés, leur prodiguant des secours et les assistant à leurs derniers instants. Son exemple ranima le courage des personnes effrayées, et, par ses soins, des mesures efficaces furent prises pour vaincre la maladie. Mais ses forces ne répondirent pas à son zèle. Après huit jours de fatigues, il fut lui-même atteint et mourut victime de son dévouement en août 1624. On l'enterra au pied de la grande croix de pierre du cimetière Saint-Aspais. Les magistrats du bailliage, les officiers municipaux, les autorités, la ville entière, touchés de tant d'héroïsme, l'accompagnèrent à sa dernière demeure. Pour manifester sa reconnaissance, la population fit ériger un monument sur la sépulture du

(1) Epitaphier des environs de Paris, t. IX, art. St-Etienne de Melun. Bibliothèque impériale, mss. F.

bon religieux, dont le nom, la foi, le courage et l'abnégation méritent d'être signalés. Un autre récollet, du nom de Silvestre Le Roy, fut le digne émule du père Bonaventure; religieux d'une vertu singulière, il s'exposa, comme lui, avec le mérite de l'abnégation et du dévouement, aux mêmes actions de charité. Comme lui aussi, il fut atteint de la peste, mais il en guérit, et put continuer sa courageuse mission, tant à Melun qu'en d'autres lieux où son zèle le porta (1).

Une autre épidémie qui sévit en 1627, offrit les signes distinctifs de la peste d'Orient; elle étendit ses ravages sur la France entière. Les registres paroissiaux de Saint-Aspais fournissent quelques renseignements sur la mortalité qu'elle occasionna. La première mention qui en est faite porte la date du 12 juillet, et la dernière, celle du 7 décembre (2). Les pauvres et les mendiants ne furent pas seuls atteints ; ni l'âge, ni le sexe, ni la condition, ne furent épargnés. Des personnes notables de la ville, auxquelles certainement les soins ne firent pas défaut, en devinrent également victimes. Je citerai Pierre Violet, notaire royal, le fils et la femme d'un autre notaire nommé Lécuyer, plusieurs membres de la famille Guérin, Guillaume Munier, prêtre habitué en l'église Saint-Aspais ; Mme Desmoulins, Mme Dalençon, femme d'un conseiller au présidial; Geneviève Malhoste, Mme Pichon, femme du greffier du bailliage, etc. Ce fut pendant le mois d'août que la maladie montra plus d'intensité (3). Des familles entières disparaissaient, de pauvres enfants devenaient orphelins en l'espace de quelques heures; de tous côtés régnait une grande désolation. Le fléau était si meurtrier, qu'il ne laissait que peu d'intervalle entre les pre-

(1) Archives de l'Hôtel-Dieu de Melun, fonds des Récollets, registre. — Histoire chronologique de la province des Récollets de Paris, par le P. Hyacinthe Lefebvre, in-4°, Paris, 1677.

(2) Archives municipales, série GG, 8.

(3) Registres de la paroisse Saint-Aspais, GG, 8.

mières atteintes et la mort. Dans les paroisses Saint-Aspais, Saint-Etienne et Saint-Ambroise, les autorités firent évacuer quarante-quatre maisons, dont les habitants furent transférés à la Santé. Les portes furent cadenassées par Jehan Garnier, maître serrurier, auquel le maire et les échevins payèrent 44 livres (1).

Les comptes de la municipalité constatent que les dépenses suscitées par la maladie s'élevèrent à 8,402 livres 16 sols, et prouvent ainsi que les secours furent l'objet de la sollicitude particulière des habitants de la ville. Le dévouement s'éleva à la hauteur des circonstances. Deux pères capucins se consacrèrent pendant cinq mois entiers au service des pestiférés. Ils furent assistés dans leur courageuse mission par Louis Guery, chirurgien, Nicolas Desrues, apothicaire, Léon Bersoy, huissier au présidial, institué prévôt de la Santé; Etienne Doptin, Sébastien Martin, Gillette Pasquier, Claude Pouillot, Sébastienne Duval, Marguerite Musnier, Augustin Joigny et Etienne Gilles, tous gouverneurs, solliciteurs et serviteurs des malades (2).

Mis en fonctions dès le 11 juillet 1627, ils prodiguèrent leurs soins jusqu'au 15 janvier de l'année suivante, époque à laquelle la maison de la Santé paraît avoir été complétement évacuée. Avant de retourner en leurs demeures, et pour effacer toutes traces du mal, les pestiférés séjournèrent dans les villages voisins de Melun, où ils continuèrent à être hébergés aux frais de la municipalité (3).

Les comptes qui m'ont fourni ces renseignements, constatent qu'une surveillance sévère était exercée aux portes de la ville, où quatre postes permanents se trouvaient pour arrêter la circulation des genst dont l'état sanitaire était suspect. Ils contiennen

(1) Comptes des deniers de la ville de Melun pour l'année 1627 (Archives municipales, série CC).

(2) Idem.

(3) Idem.

aussi le détail des sommes payées à ceux qui pourvurent à la nourriture des malades, et il n'est pas sans intérêt de voir figurer parmi ces fournisseurs, Macé Girardière, boulanger, dont les descendants, à deux siècles de distance, exercent encore ici la même profession.

Après cinq mois de cruelles épreuves, la maladie commença à décroître; les décès devinrent plus rares et les Melunais purent espérer voir la fin de leurs maux. Certaines rues avaient été particulièrement ravagées, et il n'était guère de famille qui n'eût à pleurer la perte de quelques-uns de ses membres.

On conservait encore le souvenir de ces jours de deuil, lorsqu'une nouvelle calamité affligea la ville, et comme si ce n'était pas assez des horreurs de la famine et de la contagion, la guerre civile s'y adjoignit.

C'était en l'année 1652, alors que la noblesse, dans sa dernière campagne contre la royauté, disputait à Mazarin le pouvoir qu'il devait à la confiance de la reine-mère. Fuyant Paris, dont le séjour n'était pas sans danger, le roi Louis XIV, âgé de cinq ans, Anne d'Autriche, sa mère, Mazarin, son ministre, et les seigneurs qui n'avaient pas déserté sa cause, se réfugièrent à Melun. L'ancien château des rois de France, ce fier manoir qui avait vu naître et mourir les premiers Capétiens, ne put offrir l'hospitalité au royal enfant qui se présentait devant ses murs. Tout n'y était plus que ruines et logis délabrés. Le modeste hôtel du gouverneur, dont Fouquet, vicomte de Melun, surintendant des finances et procureur-général au Parlement de Paris, allait bientôt faire le siége de sa vicomté, fut mis à la disposition du jeune monarque (1). Cette réception ne faisait guère son-

(1) Le surintendant Fouquet, qui avait acquis la plus forte partie de la vicomté de Melun des héritiers du duc de Montmorency, en 1641, ne devint propriétaire de l'hôtel seigneurial et de ses dépendances que le 5 décembre 1654. (Contrat devant Bergeon et Coussinet, notaires à Paris.)

ger à celle du 17 août 1661 dans le château de Vaux-le-Vicomte, non plus que l'installation de la cour dans la Vicomté ne faisait présager les splendeurs de Versailles.

En même temps que Louis XIV se retirait à Melun, l'armée royale, commandée par Turenne, campait dans les villages environnants, où bientôt la misère et la désolation furent à leur comble. La cour, qui fit son entrée dans la ville le 24 mai, y séjourna jusqu'au 27 juin. Dans l'espoir d'en obtenir quelques charités et surtout pour échapper aux déprédations des gens de guerre, les habitants des campagnes l'y avaient suivie. La présence d'un tel concours de gens nécessiteux engendra la disette et une violente maladie épidémique. Si des témoins oculaires n'attestaient la vérité des scènes qui se passèrent dans nos murs, l'imagination aurait peine à se les représenter. J'emprunte aux *Mémoires de Laporte*, premier valet de chambre du roi, le récit qu'il en a laissé : — « La misère du peuple, dit-il, en parlant « de Melun, était épouvantable dans la ville et dans « tous les lieux où la cour passait. Les pauvres pay- « sans s'y jetaient pour être en sûreté, parce que « l'armée désolait la campagne ; ils y amenaient leurs « bestiaux qui y mouraient de faim aussitôt, n'osant « sortir pour les mener paître ; quand leurs bestiaux « étaient morts, ils mouraient eux-mêmes inconti- « nent après, car ils n'avaient rien que les charités « de la cour qui étaient fort médiocres ; quand les « mères étaient mortes, les enfants mouraient aussi, « et j'ai vu, sur le pont de Melun, trois enfants sur « leur mère inanimée, l'un desquels la tetait en- « core... » (1).

L'exiguïté des hôpitaux ne permettait pas d'y admettre tous les malades, et leurs revenus étaient insuffisants pour les secourir à domicile. La misère devint extrême, la mortalité augmenta chaque jour,

(1) Mémoires de M. de Laporte, Genève, 1755, un vol. in-12, page 288.

l'épidémie étendit ses ravages dans tous les quartiers. Riches et pauvres, grands seigneurs et gens de modeste condition en furent atteints. Dans la paroisse Saint-Aspais, composée environ du tiers de la ville, il mourut quatre cent quatre-vingt-cinq personnes, dont deux cent vingt-six enfants. La moyenne des décès, dans les années ordinaires, n'était que de quatre-vingt-sept. Aux mois de juillet et d'août, pendant lesquels le mal sévit avec plus d'intensité, on constata, à diverses reprises, huit décès par jour (1). Dans la paroisse Saint-Etienne, le nombre des morts, qui n'était en moyenne que de dix-huit par année, s'éleva à quatre-vingt-six (2). Indépendamment des actes mortuaires des Melunais et d'un certain nombre d'habitants des villages de Vaux-le-Pénil, Montereau-sur-le-Jard, Le Châtelet, Boissise, Saint-Port et La Rochette, qui s'étaient réfugiés dans la ville, les registres paroissiaux mentionnent le décès des personnages qui suivent, dont la présence à Melun était, pour la plupart, la conséquence du séjour de la cour :

Noble homme de Freneuse, valet de chambre du roi ;

Jules Mechemot, Turc de nation, cuisinier de M. le cardinal ;

Messire Henri de la Vieville, chevalier, intendant des finances et grand-mestre de camp, dont les entrailles furent inhumées à Saint-Aspais, où son corps resta jusqu'à ce qu'il fut possible de le transporter dans l'église des Minimes, à Paris ;

---

(1) Registres de la paroisse Saint-Aspais, archives municipales, série GG, 9.

(2) Registres de la paroisse Saint-Etienne, série GG, 39. — L'inscription suivante se lisait autrefois dans le cimetière de cette paroisse, qui était situé, comme on sait, à côté de l'église, sur la place Notre-Dame : « Cy dessoubs gist noble homme, Me Balthazar Pinot, vivant advocat au Châtelet de Melun, qui decedda de la contagion le dimanche xxve juillet MDCLII, ayant vescu avec Jehanne Piloust, sa femme, xx ans et demi. » (*Epitaphier des environs de Paris.*)

L'épouse d'Antoine de Bonneville, vivandier suivant la cour;

Noble homme et sage maître François Allegrin, conseiller du roi en ses conseils d'Etat et privé, lieutenant-général au bailliage et siége présidial de Melun;

Nicolas Dupuis, officier de M. le cardinal;

Noble homme Henri Fleurnois, maître d'hôtel de M. Le Tellier;

Bonaventure Mocquery, cavalier de M. le cardinal;

Jehan Duplessis, vivandier de la cour;

Jehan Cadot, écuyer du commun de la cour;

Noble homme Gabriel Marquis, valet de chambre de M. de Viracel;

Noble homme Pierre de Lanqueustes, sieur de Bellemont, commissaire des guerres et maître d'hôtel de M. de la Meilleraye, grand maître de l'artillerie de France;

Noble homme Jehan Ducayet, licencié en droit, conseiller du roi et prévôt de Melun;

Messire Philippe Rémond, curé du Châtelet;

Noble homme et sage maître Bertin Lefebure, conseiller du roi au bailliage et siége présidial, et grenetier au grenier à sel de Melun;

Un laquais appartenant à M. le maître de la garde-robe du duc d'Anjou;

M. Harond, chef du gobelet du roi, etc.

Les renseignements font défaut pour compléter cette liste funèbre, à l'égard des paroisses Saint-Ambroise, Saint-Barthélemy, Saint-Liesne et des hôpitaux Saint-Nicolas et Saint-Jacques.

Les administrateurs de ce dernier établissement, justement inquiets des charges qui lui incombaient, provoquèrent une assemblée de leurs concitoyens pour aviser aux moyens d'y subvenir. Ils leur exposèrent : « Que des malades de maladies fâcheuses, « comme pourpres et autres flux de sang, arrivoient « de toutes parts à l'Hôtel-Dieu, pour y être logés, « nourris et médicamentés, ce qui engendroit des

« dépenses auxquelles les revenus de la maison ne « pouvoient suffire. » Pour remédier à cette situation, les habitants décidèrent que le loyer des biens de la maladrerie et léproserie de Melun, qui était de fondation royale et dans laquelle il n'y avait pas eu de lépreux de mémoire d'homme, serait affecté au paiement des charges occasionnées par l'épidémie ; ce loyer s'élevait à 413 livres (1).

Après le départ de la cour, la ville, en proie à la famine et à la contagion, présenta un affreux spectacle. La Porte n'a rien exagéré en disant que des malades restaient sans asile et des cadavres sans sépulture. Un acte authentique, passé devant Savoye, notaire royal au Châtelet de Melun, le 5 juillet 1652, confirme ces tristes détails (2). Ce qui amoindrit l'horreur de ce sombre tableau, c'est la charité dont firent preuve les autorités, et notamment le vicomte de Montbas, gouverneur de la ville. Leur conduite fut digne de tous éloges. Mais laissons parler le tabellion qui rédigeait son acte en présence des événements :

« Aussitost le départ de Sa Majesté de ceste ville « de Melun, qui fut le vingt-septiesme juin, monsei- « gneur le vicomte de Montbas, lieutenant général « pour le roy en ses armées, commandant sur les « rivières d'Yonne et Seyne, Montereau, Melun et « autres lieux de Brie et Champaigne, a faict chari- « tablement conduire en la maison de la Santé du- « dit Melun, le nombre de quatre-vingt-douze pauvres « malades de flux de sang et aultres maladyes fâ- « cheuses, qui se sont trouvez par les rues de ladite « ville, après le dict départ de Sa Majesté ; lesquels « malades il faict panser, alimenter et soliciter, et « pour cet effect a préposé le nommé Jacques Bony,

---

(1) Acte devant Savoye, notaire royal au Châtelet de Melun. (Etude de Me Aubergé.)

(2) Idem.— Une expédition de chacun de ces actes est conservée aux archives municipales, série DD, titres et pièces de la maison de la Santé.

« avec trois valets, trois serviteurs, ung chirurgien « et ung père confesseur, qui sont gagez et payez de « trois jours en trois jours ; mesme a donné ses or- « dres et assurance pour la continuation à l'advenir « desdits aliments, pansements et solicitations; de « plus, le mesme jour vingt-septiesme juin, ledit sei- « gneur de Montbas fit aussy conduire dans l'Hostel- « Dieu St-Jacques dudit Melun tous les pauvres mala- « des et estropiés, qui ont pu être hébergez en unze « lits qui se sont trouvez audit Hostel-Dieu. Et oultre « faict donner à tous les pauvres qui se rencontrent « au cathéchisme qui se faict de son ordre chascun jour « à neuf heures du matin, en l'esglise dudit Hostel- « Dieu, une portion de potage suffisante pour leur « subsistance du jour. Et quand le nombre des pau- « vres excède les portions que peuvent contenir deux « grandes chaudières, leur faict iceluy seigneur don- « ner à chascun de ceux qui n'ont point de portion « dix-huict deniers, le tout à ses frais et despens, « sans qu'il en couste aulcune chose à la ville, qui « est une grande charité et soulagement pour ladicte « ville. »

Peu de jours après la constatation de ces faits, pendant que le vicomte de Montbas redoublait de dévouement, le fléau l'atteignit lui-même et il succomba emportant les regrets unanimes de la population.— « Du 14e jour de juillet, est-il dit dans les registres paroissiaux de St-Aspais, furent chantées « vigiles solennelles et inhumé le corps en l'abbaye « royale Notre-Dame du Lys, de défunct messire « François Berton de Montbas, conseiller du roy en « ses conseils d'Etat et privé, mestre de ses camps « et armées et commandant pour S. M. à Melun (1). »

La mortalité ne reprit son cours ordinaire qu'au mois de décembre, pendant lequel on compta quatorze décès seulement dans la paroisse Saint-Aspais.

Les environs de Melun ne furent pas épargnés.

---

(1) Archives municipales, série GG, 9.

Maincy, où les épidémies ont toujours sévi avec violence, Coubert, qui perdit quatre-vingt-seize de ses habitants, Vert-Saint-Denis, qui en perdit cinquante-neuf, et presque tous les villages de la Brie et du Gâtinais éprouvèrent de semblables maux (1). La misère de cette époque et les excès commis par les troupes de Charles IV, duc de Lorraine, ont laissé un pénible souvenir dans nos localités. Les habitants se redisent encore avec effroi les malheurs de leurs pères au temps de la *guerre des Lorrains* (2).

En 1668, la peste qui régnait à Soissons, Compiègne et Amiens fit craindre aux autorités de Melun de la voir envahir leur ville. Il fut tenu plusieurs assemblées pour convenir des précautions sanitaires à observer. On décida notamment de restaurer la maison de la Santé, qui était en mauvais état et presque en ruine. Un maître maçon de Melun, Claude Joyeux, et un maître charpentier, du nom de Jacques Leguay, furent chargés de ces réparations qui s'élevèrent à plusieurs milliers de francs (3). Fort heureusement, on en fut quitte pour la peur, et on ne revit pas des maux auxquels la population ne pouvait songer sans frémir.

Il n'en fut pas de même en 1673. Les troupes qui passèrent et séjournèrent à Melun y apportèrent un si méchant air, dit l'auteur de la *Vie de M*[me] *de Miramion*, qu'il en vint des maladies contagieuses. Un arrêté du Parlement, en date du 23 juin, enjoignit de prendre des mesures énergiques pour arrêter le fléau. Un conseil de police fut institué ; on convint de rétablir les anciennes fontaines publiques alimentées par les sources de Saint-Liesne ; les rues

---

(1) Registres paroissiaux de l'époque.

(2) Tradition locale. Procès-verbal d'information dressé par le lieutenant-criminel de Melun, en décembre 1652 et janvier 1653, sur les désordres commis par des soldats à Champeaux et au Mée.

(3) Procès-verbal dressé par Guillaume Drion, conseiller du roy, lieutenant particulier au bailliage et siége présidial de Melun, le 9 juillet 1668. (Archives municipales, série DD.)

furent l'objet de soins particuliers pour y faire régner une propreté inconnue jusqu'alors; défenses furent faites d'élever des animaux dans l'intérieur de la ville, à peine d'amende au profit des malades, en cas de contravention; enfin, pour donner satisfaction à certains préjugés, on engagea les habitants à ne pas faire usage de l'eau des puits publics (1). Le peuple, dans sa naïve crédulité, émettait l'opinion d'une altération préméditée, s'expliquant ainsi un effet naturel de causes qui lui échappaient.

La ville et ses faubourgs furent divisés en sections, soumises à la surveillance de commissaires, qui constatèrent que cent-dix personnes étaient atteintes de la contagion, et que soixante d'entre elles se trouvaient dans l'indigence. La maison de la Santé, dont la direction fut confiée à deux religieux du couvent des Carmes, en reçut un grand nombre. Pierre Thomas, fils d'un chirurgien qui avait montré beaucoup de dévouement en 1652, et chirurgien lui-même, fut chargé du service médical de cette maison. Les autres médecins et chirurgiens qui se consacrèrent aux malades de la ville étaient Jacques Bellangé, Alexandre Guiart, Louis Thibert et Pierre Clément. Tous ces dignes praticiens rivalisèrent de zèle et d'abnégation, pour le soulagement de leurs concitoyens. De son côté, le conseil de police, composé de Jacques Biberon, maire, Claude Gault, lieutenant-général du bailliage, Louis Lecomte, prévôt de justice, et Jacques Ozon, substitut du lieutenant-général, ne restait pas inactif. Il serait oiseux de rappeler ici les mesures prises pour empêcher la propagation du mal et hâter son extinction.

La mortalité, qui prit sa plus grande extension aux mois de mai, juin et juillet, fut moins considérable qu'en 1652; cent quatre-vingt-quatre décès furent constatés dans les paroisses Saint-Aspais, Saint-Etienne, Saint-Liesne et Saint-Barthélemy; les renseignements font défaut pour Saint-Ambroise et les éta-

(1) Registres des délibérations municipales, série BB.

blissements hospitaliers de la ville. Au mois d'août, tout symptôme de contagion avait disparu.

Dans cette triste circonstance, Marie Bonneau, veuve de Jacques de Beauharnais, seigneur de Miramion, dame de Rubelles, donna la preuve de sa charité et de l'intérêt qu'elle portait aux Melunais, intérêt que déjà, à plusieurs reprises, elle leur avait manifesté (1). A la nouvelle de l'apparition du fléau, elle vint s'installer à Melun pour se dévouer au service des malades. Elle les pansait elle-même, ranimait leur confiance et exhortait à la mort ceux qu'elle ne pouvait ramener à la santé. Des sœurs grises rivalisaient de zèle pour l'aider dans son admirable mission. Non contente d'exposer sa vie et d'employer sa fortune à combattre l'épidémie, elle fit apporter les meubles de son château de Rubelles qu'elle distribua aux familles indigentes pour augmenter leur bien-être. Et lorsque, après de longs jours de veilles, de peines et de dévouement, Mme de Miramion quitta la ville, elle recueillit les témoignages de reconnaissance, de respect et d'amour d'une population entière qui lui devait la santé et l'existence.

L'abbé de Choisy, qui a consigné ces détails dans la vie de l'illustre fondatrice des Miramionnes, y ajoute certains faits qu'on doit tenir pour apocryphes (2). — « Il mourait à Melun, dit-il, plus de « cent personnes par jour ; la peur s'y mit, les ma- « lades demeurèrent abandonnés. On ne voulut plus « les garder dans les maisons. Ils expiraient dans les « rues privés de tout secours. Les notables et les of- « ficiers de la ville étaient sur le point de déserter.

---

(1) Les pauvres de la ville et des environs trouvaient toujours près d'elle aide et assistance. La bonté de son cœur et ses vertus la faisaient chérir dans toute la contrée. En 1675, elle fit l'avance, sans intérêt, aux marguilliers de Saint-Aspais, d'une somme de 1,500 livres, pour servir à la restauration de leur église. (Notice historique sur l'église Saint-Aspais de Melun. Manuscrit inédit par l'auteur.)

(2) Vie de Mme de Miramion, par l'abbé de Choisy, livre III, pages 73, 74 et 75.

« Les prêtres qui restaient eurent honte qu'une sim-« ple femme fit à leurs yeux ce qu'ils devaient faire « eux-mêmes. Quelques-uns qui s'étaient retirés, « revinrent, à cette nouvelle, réparer leur faiblesse « par leur empressement. Tout s'anima d'un nouveau « zèle. » Les renseignements authentiques qu'il m'a été possible de recueillir démontrent l'invraisemblance et l'exagération de ces faits. La mémoire des magistrats, des ecclésiastiques et des habitants de notre cité, en 1673, reste intacte et pure, malgré les allégations de l'abbé de Choisy.

Désormais, les années s'écoulèrent exemptes de semblables calamités (1). Les générations qui en avaient été victimes disparurent, emportant avec elles le souvenir des mauvais jours. Les quartiers aux rues tortueuses, peu aérées et malpropres, foyers d'infection permanents, ont fait place à des dispositions plus riantes et plus salubres qui font espérer que notre cité, rajeunie et coquette, est à jamais affranchie des épreuves que j'ai rappelées.

Dans le cours du siècle actuel, des affections morbides ont répandu l'effroi et le deuil à Melun, comme dans toute la France (2) ; mais leurs ravages ne sauraient être comparés à ceux des temps passés. En 1832, on compta, pour toute la ville, quatre cent

---

(1) A différentes reprises, durant le XVIII^e siècle, les environs de Melun furent décimés par de cruelles épidémies. Au nombre des localités qui ont le plus souffert, on doit citer Moisenay, où, de 1710 à 1762, le fléau fit 202 victimes. (*Procès-verbal dressé par M. Lajoye, docteur en médecine à Melun. Archives de la commune*). Une telle calamité engendra des sentiments de dévotion qui se manifestèrent notamment par un vœu à saint Roch, vœu qu'on observe encore chaque année, le lendemain de la Quasimodo, en mémoire de la tradition suivante : — « Une procession des plus brillantes est partie de Moisenay le lendemain de la Quasimodo pour se rendre à Andrezel, afin d'y invoquer saint Roch, qui guérit de la rage et de la peste ; à son retour, la plus grande partie des malades se sentirent soulagés, et l'épidémie cessa peu à peu. — (*Archives de la commune*).

(2) En 1832, 1849 et 1854.

trente-six décès, tandis qu'en 1652, la paroisse Saint-Aspais seule, dont la population atteignait à peine le tiers de celle qu'elle possède aujourd'hui, vit mourir quatre cent quatre-vingt-cinq personnes, non compris les décès survenus dans les hôpitaux. Le rapprochement de ces chiffres a une triste éloquence : il consacre de funèbres traditions, qui ne se retrouveront plus, espérons-le, que dans le domaine de l'histoire.

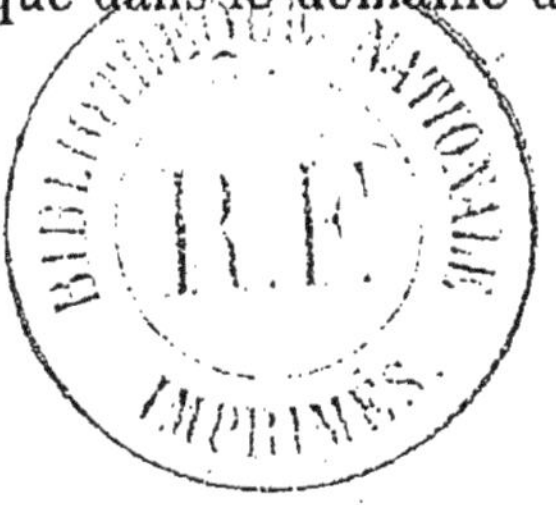


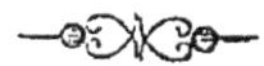

www.ingramcontent.com/pod-product-compliance
Ingram Content Group UK Ltd.
Pitfield, Milton Keynes, MK11 3LW, UK
UKHW012130240726
13965UKWH00005B/2085

9 782013 037631